I0841949

DIETA ANTIINFLAMATORIA PARA MEJORAR LA SALUD

"DESENTRAÑANDO LOS SECRETOS DE LA ALIMENTACIÓN ANTIINFLAMATORIA"

GIOVANNI GOODMAN

TABLA DE CONTENIDOS

INTRODUCCIÓN

La inflamación crónica es uno de los problemas más graves de la salud moderna. La población mundial cada vez sufre de mayor inflamación en su organismo debido a sus malos hábitos de vida. Puede ser causada por una variedad de factores, incluyendo la dieta, el estrés, la falta de sueño y la exposición a sustancias tóxicas. Esta inflamación es responsable de muchas enfermedades, como la artritis, la enfermedad cardíaca, la diabetes, el cáncer y muchas otras. Además, también puede contribuir a la aceleración del envejecimiento y a la disminución de la calidad de vida. Por esta razón, es importante abordar la inflamación crónica a través de una dieta antiinflamatoria y adoptarla como un hábito de vida saludable.

Este libro se centra en la dieta antiinflamatoria, su relación con la salud y cómo puede ayudar a mejorar la calidad de vida de las personas. Aprenderás, cómo la alimentación puede tener un impacto significativo en la reducción de la inflamación crónica y cómo una dieta antiinflamatoria puede ayudar a prevenir enfermedades graves, que finalmente causan la muerte de millones en todo el mundo. Además, incluye una serie con 60 recetas saludables y fáciles de preparar para ayudarte a poner en práctica una dieta antiinflamatoria saludable.

Este libro es perfecto para cualquier persona interesada en mejorar su salud, prevenir enfermedades y aumentar su longevidad. Ya sea que estés buscando aliviar los síntomas de una afección inflamatoria existente o simplemente desees adoptar un estilo de vida más saludable, este libro es una guía indispensable para lograr una vida más plena y saludable.

¿QUÉ ES LA INFLAMACIÓN CRÓNICA?

La inflamación crónica es un proceso inflamatorio persistente que puede estar presente durante meses o años en el cuerpo. Se produce como respuesta a una lesión o una infección, como así también a los malos hábitos de vida y su función es proteger y curar el cuerpo. Sin embargo, cuando la inflamación persiste durante un período prolongado de tiempo, puede causar daños en el cuerpo y aumentar el riesgo de desarrollar enfermedades.

La inflamación crónica se asocia con una amplia gama de trastornos, incluyendo enfermedades cardiovasculares, diabetes, obesidad, artritis y algunos tipos de cáncer, etc. Estos trastornos a menudo tienen una relación complicada con la inflamación crónica, y pueden ser causados o exacerbados por ella.

El sistema inmunológico es responsable de iniciar y regular la inflamación en el cuerpo. Cuando el sistema inmunológico detecta una lesión o una infección, libera ciertas sustancias químicas que producen inflamación. La inflamación es una parte normal y necesaria del proceso de curación, pero cuando persiste, puede ser perjudicial para la salud.

Es muy importante tomar medidas para prevenir y controlar la inflamación crónica. Esto incluye llevar una dieta saludable rica en frutas, verduras, proteínas magras, grasas saludables, hacer ejercicio regularmente, dormir lo suficiente y manejar el estrés de manera efectiva. También es importante evitar o limitar los factores que pueden desencadenar o exacerbar la inflamación crónica, como el tabaco, consumo de drogas (incluyendo fármacos) y el exceso de alcohol.

En resumen, la inflamación crónica es un proceso inflamatorio persistente que puede estar presente durante meses o años en el cuerpo y está asociado con una amplia gama de trastornos y patologías.

La inflamación crónica de bajo grado

La inflamación es una respuesta natural del cuerpo a la infección o lesión como se mencionó anteriormente. Sin embargo, cuando la inflamación persiste durante períodos prolongados, puede convertirse en un problema crónico. La inflamación crónica de bajo grado (ICBG) es una forma de inflamación que se produce en todo el cuerpo durante un período prolongado, aunque a menudo se produce sin signos clínicos obvios.

La ICBG se produce cuando el sistema inmunológico del cuerpo responde a las diversas sustancias tóxicas o infecciones de bajo grado que se encuentran en el organismo. Cuando el cuerpo se encuentra bajo estrés crónico, las hormonas del estrés como el cortisol pueden desencadenar una respuesta inflamatoria, lo que puede aumentar la producción de proteínas inflamatorias conocidas como citocinas. Estas citocinas inflamatorias pueden afectar a todo el cuerpo, provocando la inflamación crónica. La ICBG puede ser perjudicial para la salud, ya que se ha relacionado con muchas enfermedades crónicas y patologías. La inflamación crónica también puede ser un factor que contribuye a la resistencia a la insulina, que es un precursor de la diabetes. Afortunadamente, hay formas de reducir la inflamación crónica de bajo grado y mejorar la salud con los conocimientos adecuados.

LA INFLAMACIÓN CRÓNICA PROVOCA ENFERMEDADES

La inflamación crónica es un caldo de cultivo para múltiples enfermedades y cuando se prolonga en el tiempo, puede causar una serie de problemas de salud hasta finalmente derivar en la muerte. Una de las enfermedades más comunes relacionadas con la inflamación crónica es la enfermedad cardíaca. La inflamación crónica en las arterias puede llevar a la acumulación de placa, lo que aumenta el riesgo de enfermedad cardíaca y accidente cerebrovascular. Así mismo, la inflamación crónica también se ha relacionado con un mayor riesgo de hipertensión y enfermedad arterial periférica.

Otra enfermedad relacionada con la inflamación crónica es la diabetes tipo 2. La inflamación crónica puede afectar el buen funcionamiento de las células beta en el páncreas, lo que reduce la producción de insulina y contribuye a la resistencia a la insulina. Esto, a su vez, puede conducir a la diabetes tipo 2.

La obesidad también está relacionada con la inflamación crónica. La acumulación excesiva de grasa (subcutánea y visceral) en el cuerpo, especialmente en la zona abdominal, puede desencadenar una inflamación crónica y aumentar el riesgo de enfermedades relacionadas con la obesidad.

La inflamación crónica también está relacionada con algunos tipos de cáncer. Los diversos estudios realizados han relacionado la inflamación crónica con un mayor riesgo de cáncer de colon, cáncer de mama y cáncer de próstata, entre otros. Los mecanismos exactos por los cuales la inflamación crónica contribuye al desarrollo del cáncer son complejos y aún no están completamente comprendidos por la ciencia médica.

Además de estas enfermedades, la inflamación crónica también puede contribuir a una serie de otros problemas de salud, como trastornos autoinmunitarios, enfermedades del hígado, enfermedades renales, pulmonares y trastornos neurodegenerativos, entre muchas más enfermedades y patologías.

CAUSAS DE LA INFLAMACIÓN CRÓNICA

Entender las causas de la inflamación es esencial para poder tratar y prevenir estos problemas en la salud de las personas. Una de las principales causas de la inflamación es la exposición a sustancias tóxicas. Los productos químicos y metales pesados en el aire, el agua y los alimentos pueden causar inflamación en el cuerpo. Además, el humo del tabaco, el exceso de alcohol y el consumo de diversas drogas (incluyendo los fármacos) también pueden contribuir a la inflamación.

La dieta es otro factor determinante que puede contribuir a la inflamación. Los alimentos procesados, los alimentos ricos en azúcares y sal, los preservantes, las grasas saturadas y trans pueden aumentar la inflamación en el cuerpo. En cambio, una dieta rica en frutas, verduras y alimentos ricos en nutrientes antiinflamatorios puede ayudar a reducir la inflamación y prevenirla. Así mismo, la obesidad provocada por la mala alimentación también puede contribuir a la inflamación crónica.

El estrés en sus múltiples formas puede desencadenar una inflamación crónica. El estrés crónico puede aumentar la producción de hormonas del estrés, como el cortisol, lo que puede conducir a un aumento de la inflamación en el cuerpo.

La falta de sueño e insomnio siendo una patología que cada vez la sufren más personas, es otro importante factor desencadenante de la inflamación. Cuando no se duerme lo suficiente, el cuerpo no tiene tiempo para reparar y regenerar los múltiples tejidos y células, lo que puede aumentar la inflamación.

Otra causa común de inflamación es la debilidad o trastorno del sistema inmunológico. Enfermedades autoinmunes, como la artritis reumatoide, el lupus y la esclerosis múltiple, son causadas por un sistema inmunológico hiperactivo que ataca a los tejidos sanos del cuerpo. Por otra parte, un sistema inmune débil es más propenso a las enfermedades e inflamación. En resumen, múltiples enfermedades son causadas por la inflamación crónica del organismo

SÍNTOMAS DE LA INFLAMACIÓN CRÓNICA

Es muy importante que usted sepa cuales son los principales síntomas de la inflamación crónica, pudiendo variar dependiendo de la causa subyacente y de la parte del cuerpo afectada, pero algunos de los síntomas más comunes incluyen:

• Dolor: La inflamación puede causar dolor en cualquier parte del cuerpo, incluyendo dolor muscular, dolor articular y dolor abdominal. El dolor puede ser constante o intermitente, y puede variar en intensidad.

• Fatiga: La inflamación crónica puede causar fatiga extrema que puede interferir con la capacidad de llevar a cabo las actividades cotidianas normales.

• Fiebre: La inflamación puede causar fiebre, que es un aumento temporal de la temperatura del cuerpo.

• Cambios en el apetito: La inflamación crónica puede alterar el apetito, causando la pérdida o aumento de este.

• Pérdida de peso: La inflamación crónica puede causar pérdida de peso debido a los cambios en el apetito y la malabsorción de los nutrientes.

• Problemas de sueño: La inflamación crónica puede causar dificultad para conciliar el sueño o mantenerse dormido, así como despertarse con frecuencia durante la noche.

• Hinchazón: La inflamación crónica puede causar hinchazón en cualquier parte del cuerpo, especialmente en las articulaciones y los tejidos blandos.

• Problemas digestivos: La inflamación crónica en el tracto gastrointestinal puede causar dolores abdominales, diarrea, estreñimiento y malabsorción de los nutrientes.

• Problemas respiratorios: La inflamación crónica en los pulmones puede causar dificultad para respirar, tos persistente y producción de esputo, lo que puede exacerbar alguna infección por virus respiratorios.

• Problemas de visión: La inflamación crónica en los ojos puede causar enrojecimiento, dolor, sensibilidad a la luz y visión borrosa.

• Problemas neurológicos: La inflamación crónica en el sistema nervioso puede causar dolores de cabeza, mareos, problemas de memoria, ansiedad y depresión y acelerar la aparición de enfermedades neurodegenerativas.

• Otro síntoma común de la inflamación crónica es la depresión y la ansiedad. La inflamación crónica puede aumentar la producción de hormonas del estrés, lo que puede conducir a trastornos del estado anímico. La depresión y la ansiedad también pueden ser causadas por una inflamación en el sistema nervioso.

• Alteración del equilibrio hormonal del organismo. Por ejemplo, las citoquinas inflamatorias pueden interferir en la producción y acción de las hormonas tiroideas, lo que puede conducir a problemas de tiroides. Además, también puede interferir en la producción y acción de las hormonas sexuales, lo que puede contribuir a la aparición de síntomas como la disfunción sexual y la infertilidad.

• Debilidad del sistema autoinmune del organismo. El sistema inmunológico es responsable de la defensa del organismo contra infecciones y enfermedades, y cuando este sistema falla, puede desencadenar enfermedades autoinmunes. Cuando la inflamación crónica se presenta en el cuerpo, las células inmunitarias del cuerpo, como los leucocitos, se activan en un esfuerzo para combatir la inflamación. Sin embargo, cuando la inflamación es crónica, estas células inmunitarias no pueden detener su actividad y continúan liberando sustancias proinflamatorias en el cuerpo. Esto puede llevar a una reacción exagerada del sistema inmune, en la que las células inmunitarias comienzan a atacar las células del propio cuerpo en lugar de atacar a los agentes infecciosos o a los desequilibrios.

• Los problemas de piel, como el eczema y la psoriasis, también pueden ser síntomas de inflamación crónica. Estos trastornos de la piel pueden ser causados por una respuesta inflamatoria anormal en el cuerpo.

La inflamación crónica puede causar una serie de problemas de salud a largo plazo, por lo que es importante tomar medidas para prevenirla y tratarla tempranamente. Así mismo, debe tener en cuenta que a menudo, los síntomas de la inflamación crónica son leves y pueden ser fácilmente confundidos con otros problemas de salud, lo que puede dificultar su correcto diagnóstico. Por esta razón, es recomendable consultar con un médico para determinar la causa exacta de los síntomas. Para facilitar el diagnostico deberá llevar un diario y anotar los síntomas y sus manifestaciones para facilitar la detección y tratamiento del problema por un profesional competente.

LA ALIMENTACIÓN ES CLAVE PARA PREVENIR LA INFLAMACIÓN

La alimentación juega un papel importante en la prevención de la inflamación crónica. Ya que somos lo que comemos, una dieta saludable y equilibrada puede ayudar a reducir el riesgo de desarrollar inflamación crónica y, por lo tanto, prevenir enfermedades relacionadas con la inflamación.

Una dieta antiinflamatoria se basa en la ingesta de alimentos ricos en nutrientes, antioxidantes, vitaminas, minerales y compuestos antiinflamatorios. Los alimentos que son especialmente beneficiosos para prevenir la inflamación incluyen:

• *Frutas y verduras*: Son ricos en fibra, antioxidantes y compuestos antiinflamatorios, como vitamina C, vitamina E, carotenoides y flavonoides. Los vegetales de hojas verdes, como la espinaca y el brócoli, son especialmente ricos en estos nutrientes. Por esta razón, deberá incluir en su ingesta diaria esta clase de alimentos.

• *Pescado*: El pescado es una excelente fuente de ácidos grasos omega-3, que son compuestos antiinflamatorios conocidos. Los pescados como el salmón, el atún, el arenque y las sardinas son particularmente ricos en ácidos grasos omega-3.

• *Nueces y semillas:* Las nueces y las semillas, como las semillas de lino, las nueces de Brasil y las avellanas, son ricas en antioxidantes y compuestos antiinflamatorios, y también son una buena fuente de ácidos grasos omega-3.

• *Legumbres*: Las legumbres, como las lentejas, los frijoles y los guisantes, por citar algunos, son ricos en proteínas y fibra. También contienen antioxidantes y compuestos antiinflamatorios excelentes para una dieta equilibrada y saludable.

• *Té verde y café*: Ambos contienen antioxidantes y compuestos antiinflamatorios y pueden ayudar a prevenir la inflamación si se beben con moderación.

• *Hidratación*: La hidratación adecuada también es muy importante para prevenir la inflamación. El agua ayuda a mantener una digestión adecuada y a eliminar las sustancias tóxicas del cuerpo, lo que puede ayudar a reducir la inflamación. La cantidad mínima de agua recomendada al día es de 2 litros.

Por otro lado, es importante evitar los alimentos que pueden desencadenar la inflamación crónica. Estos incluyen:

• *Alimentos procesados*: Estos alimentos producidos por la industria alimentaria suelen contener alto contenido de azúcar, sal, grasas saturadas, aditivos y conservantes, que pueden contribuir a la inflamación crónica.

• *Grasas trans*: Estas grasas se encuentran comúnmente en los alimentos fritos y en los alimentos procesados, y pueden aumentar el riesgo de inflamación crónica y obesidad mórbida.

• *Alimentos ricos en almidón refinado*: El pan blanco, arroz blanco, las pastas en todas sus variedades, las papas y otros alimentos ricos en almidón refinado pueden contribuir a la inflamación.

Además de estos alimentos, es importante evitar el consumo excesivo de alcohol, ya que el exceso de alcohol puede dañar el hígado y páncreas, además de contribuir a la inflamación crónica y a otros problemas de salud.

En resumen, una alimentación saludable y equilibrada es esencial para prevenir la inflamación y mejorar la salud.

HAY QUE LLEVAR UN ESTILO DE VIDA SALUDABLE

Llevar un estilo de vida saludable es esencial para prevenir la inflamación crónica del organismo. En nuestra sociedad moderna en donde todo es más rápido y las personas trabajan largas jornadas de trabajo o realizan extenuantes sesiones de estudio. No queda tiempo para realizar actividades beneficiosas para la salud. La alimentación es fundamental para la buena salud, ya que somos lo que comemos y lamentablemente cada vez más personas adquieren malos hábitos alimenticios. (no se ahondará más a fondo en la alimentación, ya que quedó lo suficientemente claro en los capítulos anteriores).

Entre las actividades ignoradas y muy beneficiosas para la salud se encuentran el ejercicio físico. La falta de ejercicio físico puede contribuir a la obesidad y al estrés crónico, y ambos pueden desencadenar una inflamación crónica. Es importante hacer ejercicio físico regularmente y mantener un peso saludable para reducir el riesgo de inflamación crónica y obesidad. Además, el ejercicio físico ayuda a mejorar la salud cardiovascular y aumenta el flujo sanguíneo a los órganos y al cerebro, lo cual puede ayudar a reducir la inflamación crónica. Así mismo, el ejercicio físico realizado frecuentemente es recomendable para:

• *Mejorar la función inmune*: El ejercicio físico ha demostrado ser eficaz para mejorar la función del sistema inmune, lo que ayuda a combatir las infecciones y reducir la inflamación crónica. El ejercicio físico también ha demostrado ser beneficioso para mejorar la capacidad del cuerpo para regularse a sí mismo, lo que ayuda a prevenir las enfermedades autoinmunes.

• *Reduce el estrés*: El ejercicio físico ha demostrado ser eficaz para reducir el estrés, lo que ayuda a reducir la inflamación crónica. El estrés crónico puede desencadenar una respuesta inflamatoria en el cuerpo, y el ejercicio físico puede ayudar a contrarrestar esta respuesta.

• *Aumenta la sensibilidad a la insulina*: El ejercicio físico ha demostrado ser eficaz para mejorar la sensibilidad a la insulina, lo que ayuda a reducir la inflamación crónica. La inflamación crónica puede afectar la capacidad del cuerpo para utilizar la insulina, lo que puede conducir a la diabetes tipo 2.

• *Aumenta la quema de calorías*: El ejercicio físico ha demostrado ser eficaz para aumentar la quema de calorías y prevenir la obesidad, lo que ayuda a reducir la inflamación crónica. La obesidad puede desencadenar una inflamación crónica, y el ejercicio físico puede ayudar a contrarrestar esta respuesta.

• *Mejora el estado anímico*: Las personas que realizan actividad física tienen menos probabilidades de sufrir depresión y otras patologías psicológicas y emocionales tan frecuentes en nuestra sociedad moderna.

Otro factor pasado por alto a la hora mejorar la salud es el estrés, tan frecuente en nuestros días. El estrés puede desencadenar una respuesta inflamatoria en el cuerpo, y si este estrés se mantiene a largo plazo, puede conducir a una inflamación crónica. Además del ejercicio físico para reducir el estrés, es importante aprender técnicas para controlar el estrés como la meditación, el yoga, la musicoterapia, la aromaterapia, la respiración profunda y la relajación muscular progresiva.

También es beneficioso para controlar los niveles de estrés el contacto con la naturaleza. La fuerza de la naturaleza y sus imponentes lugares es un torrente de energía positiva para el cuerpo, la mente y el espíritu. Trate de frecuentar lugares en donde pueda estar en contacto con la madre tierra y liberarse del estrés de las ciudades.

La falta de sueño y descanso adecuado es cada vez más frecuente en nuestra sociedad moderna. Sobre todo, por el fanatismo y adicción de las personas a los dispositivos móviles y a las redes sociales. Es normal ver a personas por todas partes sumergidos en sus teléfonos inteligentes y dejando de lado el descanso adecuado.

Estas personas adictas a los dispositivos suelen pasar largas horas explorando las redes sociales y restándoles horas de sueño a su organismo. Esta falta de sueño y descanso adecuado puede desencadenar la inflamación en el organismo. Duerma las horas recomendadas (entre 7 a 8) y evite ver su teléfono por lo menos 1 o 2 horas antes de ir a dormir para que su mente baje los niveles y pueda tener un sueño reparador.

Cambie sus malos hábitos de vida y mejore su salud para evitar la inflamación y prevenir múltiples enfermedades.

PLAN ALIMENTICIO ANTIINFLAMATORIO PARA 1 SEMANA

Una dieta antiinflamatoria se basa en el consumo de alimentos ricos en antioxidantes y compuestos antiinflamatorios, que ayudan a reducir la inflamación crónica en el cuerpo. Un plan de alimentación antiinflamatorio para una semana puede ayudar a reducir el riesgo de enfermedades relacionadas con la inflamación crónica. A continuación, un plan sugerido para una semana y pruebe distintas combinaciones de alimentos saludables.

Lunes:

• Desayuno: batido de espinacas, manzana, plátano y leche de almendra.

• Almuerzo: ensalada de quinua con vegetales variados y una vinagreta de limón y aceite de oliva.

• Cena: salmón a la parrilla con brócoli y arroz integral.

Martes:

• Desayuno: avena cocida con frutas frescas y nueces.

• Almuerzo: sopa de verduras con pollo y arroz integral.

• Cena: tofu al curry con verduras y arroz integral.

Miércoles:

• Desayuno: huevos revueltos con espinacas y tomates.

• Almuerzo: ensalada de pollo con espinacas, arándanos y nueces.

• Cena: lasaña de vegetales con salsa de tomate y queso rallado.

Jueves:

• Desayuno: tazón de yogur con frutas frescas y granola.

• Almuerzo: sándwich de pollo con lechuga, tomate y hummus.

• Cena: ensalada de atún con espinacas, frutas secas y vinagreta de limón.

Viernes:

• Desayuno: batido de frutas con leche de soja y linaza.

• Almuerzo: ensalada de pollo con nueces, pasas y vinagreta de miel y mostaza.

• Cena: arroz integral con pollo y vegetales.

Sábado:

• Desayuno: tostada de aguacate con huevos revueltos.

• Almuerzo: sopa de lentejas con verduras y pan integral.

• Cena: ensalada de salmón con espinacas, pasas y vinagreta de mostaza.

Domingo:

- Desayuno: batido de espinacas, plátano y leche de coco.

- Almuerzo: ensalada de pollo con manzana, nueces y vinagreta de vinagre balsámico.

- Cena: pollo al curry con arroz integral y vegetales.

En esta dieta se recomienda el consumo de alimentos ricos en antioxidantes y fibra como las frutas y las verduras.

RECETAS ANTIINFLAMTORIAS

A continuación, una serie con 60 variadas recetas antinflamatorias que incluyen 30 deliciosos postres. Para que comience cambiando sus malos hábitos alimenticios y aplique los conocimientos obtenidos en la lectura de este libro.

Ensalada de col rizada y aguacate

Ingredientes:

- 1 manojo grande de col rizada

- 2 aguacates maduros

- 1/2 taza de nueces (puedes usar nueces, almendras o piñones)

- 1/2 taza de pasas o arándanos secos

- 2 cucharadas de jugo de limón fresco

- 2 cucharadas de aceite de oliva

- Sal y pimienta negra recién molida

Instrucciones:

1) Lava bien la col rizada y sécala con una toalla de papel. Retira los tallos gruesos y corta las hojas en trozos pequeños.

2) Pon la col rizada en un tazón grande y agrega 1 cucharada de aceite de oliva, 1 cucharada de jugo de

limón, sal y pimienta negra al gusto. Mezcla todo bien y masajea la col rizada con las manos para ablandarla un poco.

3) Corta los aguacates por la mitad, retira el hueso y pela la pulpa. Corta la pulpa de aguacate en cubos y añádela al tazón con la col rizada.

4) Agrega las nueces y las pasas o arándanos secos a la ensalada y mezcla todo suavemente.

5) En un recipiente pequeño, mezcla 1 cucharada de aceite de oliva y 1 cucharada de jugo de limón. Agrega sal y pimienta negra al gusto y mezcla bien.

6) Vierte la mezcla de aceite de oliva y limón sobre la ensalada y mezcla todo bien.

7) Sirve la ensalada y disfruta.

El tiempo de preparación de esta ensalada de col rizada y aguacate es de aproximadamente 15 a 20 minutos.

Porciones: 4

Ensalada de remolacha y naranja

Ingredientes:

• 4 remolachas medianas, cocidas y peladas

• 2 naranjas medianas, peladas y cortadas en rodajas finas

• 1/2 taza de hojas de menta fresca, picadas

• 1/4 taza de nueces picadas (puedes usar nueces, almendras o pistachos)

• 2 cucharadas de vinagre de vino tinto

• 2 cucharadas de aceite de oliva

• Sal y pimienta negra recién molida

Instrucciones:

1) Corta las remolachas en cubos o rodajas finas y colócalas en un tazón grande.

2) Agrega las rodajas de naranja y las hojas de menta picadas al tazón con las remolachas.

3) Agrega las nueces picadas a la ensalada y mezcla todo suavemente.

4) En un recipiente pequeño, mezcla el vinagre de vino tinto y el aceite de oliva. Agrega sal y pimienta negra al gusto y mezcla bien.

5) Vierte la mezcla de vinagre y aceite sobre la ensalada y mezcla todo bien.

6) Sirve la ensalada y disfruta.

El tiempo de preparación de esta ensalada de remolacha y naranja es de aproximadamente 20 a 25 minutos, dependiendo del tiempo que tardes en cocinar y pelar las remolachas.

Porciones: 4

Batido de espinacas y jengibre

Ingredientes:

- 4 tazas de espinacas frescas

- 1 manzana verde, pelada y cortada en cubos

- 1 pepino, pelado y cortado en cubos

- 1 trozo pequeño de jengibre fresco, pelado y picado

- 2 tazas de agua fría

- 2 cucharadas de jugo de limón fresco

- 1 cucharada de miel (opcional)

Instrucciones:

1) Agrega las espinacas, la manzana verde, el pepino y el jengibre al vaso de la licuadora.

2) Añade el agua fría y el jugo de limón al vaso de la licuadora.

3) Si deseas que el batido sea un poco más dulce, agrega una cucharada de miel al vaso de la licuadora.

4) Licúa todos los ingredientes hasta que estén bien mezclados y la mezcla esté suave.

5) Sirve el batido en cuatro vasos y disfruta.

El tiempo de preparación es de aproximadamente 10 a 15 minutos, dependiendo del tiempo que tardes en pelar y cortar los ingredientes.

Porciones: 4

Pescado a la parrilla con salsa de tomate y albahaca

Ingredientes:

• 4 filetes de pescado (puedes usar salmón, trucha, tilapia o cualquier pescado blanco)

• 2 tazas de tomates picados

• 1/4 taza de hojas de albahaca fresca, picadas

• 2 dientes de ajo, picados

• 2 cucharadas de aceite de oliva

• Sal y pimienta negra recién molida

• 1 limón, cortado en cuartos

Instrucciones:

1) Precalienta la parrilla a fuego medio-alto.

2) En un tazón pequeño, mezcla los tomates picados, las hojas de albahaca picadas, el ajo picado y el aceite de oliva. Agrega sal y pimienta negra al gusto y mezcla bien.

3) Coloca los filetes de pescado en la parrilla y cocínalos durante 3-4 minutos por cada lado, dependiendo del grosor del pescado.

4) Una vez que los filetes de pescado estén cocidos, retíralos de la parrilla y colócalos en un plato.

5) Vierte la salsa de tomate y albahaca sobre los filetes de pescado y sirve con los cuartos de limón en el lado.

El tiempo de preparación: 20 a 25 minutos.

Porciones: 4

Tacos de pescado con salsa de piña y cilantro

Ingredientes:

• 1 libra de filetes de pescado (puedes usar tilapia, mahi mahi o cualquier otro pescado blanco)

• 1 cucharada de aceite de oliva

• 1 cucharada de jugo de limón fresco

• 1 cucharadita de chile en polvo

• 1/2 cucharadita de comino molido

• 1/2 cucharadita de sal

• 8 tortillas de maíz

•1 taza de piña fresca picada

• 1/4 taza de cilantro fresco picado

• 1/4 taza de cebolla roja picada

• 1/4 taza de yogur griego sin grasa

Instrucciones:

1) Precalienta el horno a 375 grados F (190 grados C).

2) Coloca los filetes de pescado en una bandeja para hornear. Rocía los filetes con aceite de oliva y jugo de limón.

3) En un tazón pequeño, mezcla el chile en polvo, el comino y la sal. Espolvorea la mezcla de especias sobre los filetes de pescado.

4) Hornea los filetes de pescado durante 15-20 minutos o hasta que estén cocidos.

5) Mientras se cocina el pescado, calienta las tortillas en una sartén caliente durante unos 30 segundos por cada lado.

6) En un tazón pequeño, mezcla la piña picada, el cilantro picado, la cebolla roja picada y el yogur griego sin grasa. Agrega sal al gusto.

7) Cuando los filetes de pescado estén cocidos, corta los filetes en trozos del tamaño de un bocado.

8) Coloca los trozos de pescado en cada tortilla y cubre con la salsa de piña y cilantro.

El tiempo de preparación de estos tacos de pescado con salsa de piña y cilantro es de aproximadamente 30 a 35 minutos.

Porciones: 4

Pollo a la parrilla con ensalada de brócoli y almendras

Ingredientes:

•4 pechugas de pollo deshuesadas y sin piel

• 1 cucharada de aceite de oliva

- Sal y pimienta negra molida al gusto

- 4 tazas de floretes de brócoli fresco

- 1/2 taza de almendras fileteadas

- 1/4 taza de cebolla roja picada

- 1/4 taza de vinagre de sidra de manzana

- 2 cucharadas de mostaza Dijon

- 2 cucharadas de miel

- 1 cucharada de aceite de oliva

- Jugo de medio limón

Instrucciones:

1) Precalienta la parrilla a fuego medio-alto.

2) Cepilla las pechugas de pollo con aceite de oliva y sazonar con sal y pimienta negra al gusto. Coloca las pechugas de pollo en la parrilla y cocínalas durante unos 6-8 minutos por cada lado o hasta que estén doradas y cocidas por completo.

3) Mientras tanto, en una sartén pequeña, tuesta las almendras fileteadas a fuego medio durante 2-3 minutos, removiendo constantemente hasta que estén doradas.

4) En un tazón grande, mezcla los floretes de brócoli, la cebolla roja picada y las almendras tostadas.

5) En un tazón pequeño, mezcla el vinagre de sidra de manzana, la mostaza Dijon, la miel, el aceite de oliva y el jugo de limón. Bate hasta que estén bien combinados.

6) Vierte la mezcla de aderezo sobre la ensalada de brócoli y mezcla bien.

7) Sirve las pechugas de pollo a la parrilla con la ensalada de brócoli y almendras.

El tiempo de preparación de esta receta de pollo a la parrilla con ensalada de brócoli y almendras es de aproximadamente 30 a 35 minutos.

Porciones: 4

Curry de lentejas con calabaza y espinacas

Ingredientes:

- 1 taza de lentejas secas

- 4 tazas de agua

- 1 cucharada de aceite de oliva

- 1 cebolla mediana picada

- 3 dientes de ajo picados

- 1 cucharada de jengibre fresco rallado

- 1 cucharada de pasta de curry rojo

- 1 cucharada de comino molido

- 1 cucharada de cilantro molido

- 1 cucharada de cúrcuma en polvo

- 1 lata de 400 gramos de tomates pelados

- 1 taza de caldo de verduras

- 2 tazas de calabaza cortada en cubos

- 2 tazas de hojas de espinaca frescas

- Sal y pimienta negra molida al gusto

- Jugo de limón fresco para servir

- Cilantro fresco picado para decorar

Instrucciones:

1) Enjuaga las lentejas secas en agua fría y escúrrelas. Ponlas en una cacerola con 4 tazas de agua y lleva a ebullición a fuego medio. Reduce el fuego y cocina a fuego lento hasta que las lentejas estén tiernas, aproximadamente durante 20-25 minutos. Escurre el agua y reserva las lentejas cocidas.

2) Calienta el aceite de oliva en una olla grande a fuego medio-alto. Agrega la cebolla picada y cocina hasta que esté dorada, aproximadamente durante 3-4 minutos. Agrega el ajo picado y el jengibre rallado y cocina durante otros 2 minutos.

3) Agrega la pasta de curry rojo, el comino molido, el cilantro molido y la cúrcuma en polvo a la olla y cocina durante 2-3 minutos más, revolviendo constantemente.

4) Agrega los tomates pelados y el caldo de verduras a la olla y mezcla bien. Lleva a ebullición y reduce el fuego a medio-bajo. Cubre la olla y cocina durante 10 minutos, revolviendo ocasionalmente.

5) Agrega la calabaza cortada en cubos a la olla y cocina durante otros 10-15 minutos o hasta que la calabaza esté tierna.

6) Agrega las lentejas cocidas y las hojas de espinaca frescas a la olla y cocina durante otros 2-3 minutos, revolviendo suavemente hasta que las espinacas se hayan marchitado.

7) Sazonar con sal y pimienta negra al gusto.

8) Sirve el curry de lentejas con calabaza y espinacas con un poco de jugo de limón y cilantro frescos picado por encima.

El tiempo de preparación es de aproximadamente 45 minutos.

Porciones: 4

Arroz integral con curry de verduras

Ingredientes:

- 2 tazas de arroz integral

- 4 tazas de agua

- 1 cebolla picada

- 2 dientes de ajo picados

- 1 cucharada de jengibre fresco rallado

- 2 zanahorias peladas y cortadas en cubos pequeños

- 1 calabacín cortado en cubos pequeños

- 1 pimiento rojo cortado en cubos pequeños

- 1 cucharada de curry en polvo

- 1/2 cucharadita de comino en polvo

- 1/2 cucharadita de cúrcuma en polvo

- 1/4 cucharadita de canela en polvo

- Sal y pimienta al gusto

- Aceite de oliva

- Para decorar:

- Cilantro fresco picado

- Almendras fileteadas

Instrucciones:

1) Enjuaga el arroz integral y colócalo en una olla con el agua. Lleva a ebullición, reduce el fuego y cocina tapado durante 45-50 minutos, hasta que el agua se haya absorbido por completo y el arroz esté tierno. Retira del fuego y deja reposar durante 10 minutos.

2) Mientras tanto, calienta una sartén grande a fuego medio-alto. Agrega un poco de aceite de oliva y saltea la cebolla, el ajo y el jengibre durante 2-3 minutos hasta que estén dorados y fragantes.

3) Agrega las zanahorias, el calabacín y el pimiento rojo a la sartén y saltea durante unos 5 minutos, hasta que estén tiernos.

4) Agrega el curry en polvo, el comino, la cúrcuma, la canela, la sal y la pimienta a la sartén y mezcla bien con las verduras.

5) Agrega 1/2 taza de agua a la sartén y deja cocinar a fuego lento durante 10-15 minutos, hasta que las

verduras estén tiernas y la salsa haya espesado ligeramente.

6) Sirve el arroz integral en platos individuales y agrega la mezcla de verduras por encima. Decora con cilantro fresco picado y almendras fileteadas.

Tiempo de preparación: 15 minutos. Tiempo de cocción: 1 hora. Tiempo total: 1 hora y 15 minutos.

Porciones: 4

Sopa de lentejas y vegetales

Ingredientes:

- 1 taza de lentejas secas

- 1 cebolla picada

- 2 dientes de ajo picados

- 2 zanahorias peladas y cortadas en cubitos

- 2 tallos de apio picados

- 1 pimiento rojo cortado en cubitos

- 4 tazas de caldo de verduras

- 1 cucharadita de comino molido

- 1 cucharadita de paprika

- Sal y pimienta al gusto

- Aceite de oliva

- Jugo de limón

• Cilantro fresco picado

Instrucciones:

1) Enjuaga las lentejas y remójalas en agua durante al menos 1 hora.

2) En una olla grande, calienta un poco de aceite de oliva a fuego medio. Agrega la cebolla y el ajo, y cocina por unos minutos hasta que estén suaves.

3) Agrega las zanahorias, el apio y el pimiento rojo, y cocina por unos minutos más hasta que estén suaves.

4) Agrega las lentejas escurridas, el caldo de verduras, el comino y la paprika. Mezcla todo bien y lleva a ebullición.

5) Reduce el fuego y deja cocinar a fuego lento hasta que las lentejas estén suaves, aproximadamente de 30 a 40 minutos.

6) Agrega sal y pimienta al gusto.

7) Sirve caliente y agrega un chorrito de jugo de limón y cilantro fresco picado antes de servir.

Tiempo de preparación: aproximadamente 1 hora y 15 minutos (incluyendo el remojo de las lentejas)

Porciones: 4

Sopa de tomate y albahaca

Ingredientes:

- 2 cucharadas de aceite de oliva

- 1 cebolla picada

- 3 dientes de ajo picados

- 4 tazas de tomates frescos pelados y picados

- 4 tazas de caldo de pollo o vegetales

- 1/2 taza de hojas de albahaca fresca

- 1 cucharada de azúcar morena

- Sal y pimienta al gusto

Instrucciones:

1) Calienta el aceite de oliva en una olla grande a fuego medio-alto. Agrega la cebolla y el ajo y saltea hasta que estén dorados y fragantes, alrededor de 5 minutos.

2) Agrega los tomates picados a la olla y saltea durante otros 5 minutos.

3) Agrega el caldo de pollo o vegetales a la olla y lleva la sopa a ebullición. Reduce el fuego y deja que la sopa hierva a fuego lento durante unos 20-25 minutos.

4) Agrega las hojas de albahaca y el azúcar morena a la sopa. Revuelve bien y cocina por otros 5 minutos.

5) Retira la sopa del fuego y deja que se enfríe un poco. Luego, licua la sopa en una licuadora o procesador de alimentos hasta que quede suave y cremosa.

6) Vuelve a calentar la sopa a fuego medio y sazonar con sal y pimienta al gusto.

7) Sirve caliente con hojas de albahaca fresca y crutones de pan si lo deseas.

Tiempo de preparación: 45 minutos

Porciones: 4 personas

Ensalada de remolacha y quinua

Ingredientes:

- 2 tazas de quinua cocida

- 2 remolachas medianas cocidas y picadas

- 1/2 taza de nueces picadas

- 1/4 taza de aceite de oliva

- 2 cucharadas de vinagre balsámico

- 1 cucharadita de miel

- Sal y pimienta al gusto

- Hojas de lechuga para decorar

Instrucciones:

1) En un tazón grande, mezcla la quinua cocida, las remolachas y las nueces picadas.

2) En otro tazón pequeño, mezcla el aceite de oliva, el vinagre balsámico, la miel, la sal y la pimienta hasta que estén bien combinados.

3) Vierte el aderezo sobre la mezcla de quinua y remolacha y mezcla bien.

4) Sirve en platos para ensalada decorados con hojas de lechuga.

Tiempo de preparación: Aproximadamente 20-25 minutos si la quinua y las remolachas ya están cocidas.

Porciones: 4

Salmón al horno con costra de nueces

Ingredientes:

- 4 filetes de salmón

- 1 taza de nueces picadas

- 1/4 taza de pan rallado

- 2 cucharadas de aceite de oliva

- 2 cucharadas de mostaza Dijon

- 2 cucharadas de miel

- 2 cucharadas de jugo de limón

- Sal y pimienta al gusto

- Para servir:

- Rodajas de limón

Instrucciones:

1) Precalentar el horno a 200°C.

2) Mezclar las nueces picadas y el pan rallado en un tazón.

3) En otro tazón, mezclar el aceite de oliva, la mostaza Dijon, la miel y el jugo de limón.

4) Sazonar los filetes de salmón con sal y pimienta al gusto.

5) Colocar los filetes de salmón en una bandeja para hornear.

6) Untar la mezcla de mostaza sobre los filetes de salmón.

7) Cubrir los filetes de salmón con la mezcla de nueces y pan rallado.

8) Hornear durante 12-15 minutos, o hasta que el salmón esté cocido y la costra de nueces esté dorada.

9) Servir con rodajas de limón.

Tiempo de preparación: 15 minutos Tiempo de cocción: 15 minutos Tiempo total: 30 minutos

Porciones: 4

Pollo al horno con cúrcuma y limón

Ingredientes:

- 4 pechugas de pollo deshuesadas y sin piel

- 2 cucharadas de aceite de oliva

- 1 cucharadita de cúrcuma

- 1/2 cucharadita de comino molido

- 1/2 cucharadita de pimentón ahumado

- 1/4 cucharadita de canela molida

- Sal y pimienta negra molida, al gusto

- 2 limones, uno para el jugo y otro para cortar en rodajas finas

- 4 dientes de ajo, pelados y machacados

- 1 cebolla roja grande, cortada en rodajas finas

Instrucciones:

1) Precalienta el horno a 200°C.

2) En un tazón pequeño, mezcla el aceite de oliva, la cúrcuma, el comino, el pimentón ahumado, la canela, sal y pimienta al gusto. Agrega el jugo de un limón y mezcla bien.

3) Coloca las pechugas de pollo en una bandeja para hornear y úntalas con la mezcla de especias.

4) Coloca las rodajas de limón, los dientes de ajo machacados y las rodajas de cebolla sobre el pollo.

5) Hornea el pollo durante 25-30 minutos, o hasta que esté completamente cocido.

6) Sirve el pollo con las rodajas de limón y cebolla asadas por encima.

Tiempo de preparación: 10 minutos Tiempo de cocción: 25-30 minutos Tiempo total: 35-40 minutos

Porciones: 4

Ensalada de salmón ahumado con aguacate y pepino

Ingredientes:

- 4 tazas de lechuga romana picada

- 1 pepino grande, pelado y cortado en cubos

- 1 aguacate maduro, pelado y cortado en cubos

- 1/2 cebolla roja picada

- 4 onzas de salmón ahumado, desmenuzado

- 2 cucharadas de jugo de limón fresco

- 2 cucharadas de aceite de oliva

- Sal y pimienta al gusto

Instrucciones:

1) En un tazón grande, combina la lechuga, el pepino, el aguacate y la cebolla roja. Mezcla bien.

2) Agrega el salmón ahumado desmenuzado y mezcla suavemente.

3) En un tazón pequeño, mezcla el jugo de limón, el aceite de oliva, la sal y la pimienta.

4) Vierte la mezcla de limón sobre la ensalada y mezcla bien.

5) Sirve la ensalada de salmón ahumado con aguacate y pepino y disfruta.

Tiempo de preparación: 15 minutos.

Porciones: 4

Tofu salteado con verduras y jengibre

Ingredientes:

• 400g de tofu firme

• 2 cucharadas de aceite de oliva

• 1 cebolla picada

• 3 dientes de ajo picados

• 1 cucharada de jengibre fresco rallado

• 1 pimiento rojo en tiras

• 1 pimiento verde en tiras

• 1 taza de champiñones laminados

• 1 zanahoria en tiras finas

• 2 cucharadas de salsa de soja

• 1 cucharadita de azúcar moreno

• Sal y pimienta al gusto

• Cebollino picado para decorar

Instrucciones:

1) Corta el tofu en cubos de tamaño mediano y sécalos con una toalla de papel. Reserva.

2) En una sartén grande o wok, calienta el aceite de oliva a fuego medio-alto.

3) Agrega la cebolla, el ajo y el jengibre, y saltea hasta que estén dorados.

4) Añade los pimientos, los champiñones y la zanahoria, y continúa salteando por unos minutos hasta que las verduras estén cocidas, pero aún crujientes.

5) Agrega el tofu a la sartén y mezcla bien con las verduras.

6) En un tazón pequeño, mezcla la salsa de soja, el azúcar moreno, la sal y la pimienta.

7) Vierte la mezcla de salsa de soja sobre el tofu y las verduras y revuelve hasta que todo esté bien cubierto.

8) Continúa cocinando a fuego medio-alto por unos minutos más, hasta que el tofu esté dorado y las verduras estén tiernas, pero aún crujientes.

9) Sirve caliente y decora con cebollino picado.

Tiempo de preparación: 20 minutos.

Porciones: 4

Hamburguesas de salmón con ensalada de pepino y menta

Ingredientes:

- 500 gramos de filete de salmón sin piel ni espinas
- 1/4 taza de pan rallado
- 1 huevo batido
- 1/4 taza de cebolla picada
- 2 cucharadas de mostaza Dijon
- 2 cucharadas de perejil fresco picado
- 1 cucharada de ralladura de limón
- 1/2 cucharadita de sal
- 1/4 cucharadita de pimienta negra molida
- 4 panes para hamburguesa
- 1/2 taza de yogur griego
- 1/4 taza de pepino picado
- 1/4 taza de hojas de menta picadas
- 1/2 cucharadita de sal
- 1/4 cucharadita de pimienta negra molida

Instrucciones:

1) Precalentar el horno a 200°C.

2) Cortar el salmón en trozos pequeños y colocar en un procesador de alimentos. Triturar hasta que esté picado en trozos pequeños, pero no completamente molido.

3) En un tazón grande, combinar el salmón picado con el pan rallado, huevo batido, cebolla picada, mostaza Dijon, perejil fresco picado, ralladura de limón, sal y pimienta negra molida. Mezclar bien.

4) Formar cuatro hamburguesas con la mezcla de salmón.

5) Calentar una sartén grande a fuego medio-alto. Agregar las hamburguesas de salmón y cocinar durante 2-3 minutos por cada lado o hasta que estén doradas.

6) Transferir las hamburguesas de salmón a una bandeja para hornear y colocar en el horno precalentado. Cocinar durante 8-10 minutos o hasta que estén completamente cocidas.

7) Mientras tanto, en un tazón pequeño, mezclar el yogur griego, pepino picado, hojas de menta picadas, sal y pimienta negra molida para hacer la ensalada.

8) Una vez que las hamburguesas de salmón estén listas, retirar del horno y dejar reposar durante 5 minutos.

9) Colocar las hamburguesas de salmón en los panes para hamburguesa y servir con la ensalada de pepino y menta.

Tiempo de preparación: 20 minutos Tiempo de cocción: 15 minutos

Porciones: 4

Ensalada de lentejas y arroz integral

Ingredientes:

- 1 taza de arroz integral cocido

- 1 taza de lentejas cocidas

- 1 pimiento rojo cortado en cubos pequeños

- 1 cebolla morada cortada en cubos pequeños

- 2 zanahorias medianas cortadas en cubos pequeños

- 1/2 taza de maíz dulce

- 1/4 taza de aceite de oliva

- 2 cucharadas de vinagre de vino tinto

- 1 cucharadita de mostaza dijon

- 1 diente de ajo picado

- Sal y pimienta al gusto

- Hojas de lechuga o espinacas para servir

Instrucciones:

1) Cocina el arroz integral y las lentejas por separado, siguiendo las instrucciones del paquete. Una vez cocidos, colócalos en un tazón grande y mezcla bien.

2) Agrega el pimiento rojo, la cebolla morada, las zanahorias y el maíz a la mezcla de arroz y lentejas. Revuelve todo para combinar.

3) En un tazón pequeño, mezcla el aceite de oliva, el vinagre de vino tinto, la mostaza dijon y el ajo picado. Bate bien hasta que la mezcla esté suave y uniforme.

4) Vierte la mezcla de aderezo sobre la ensalada de arroz y lentejas y mezcla bien para cubrir todos los ingredientes.

5) Agrega sal y pimienta al gusto y mezcla de nuevo.

6) Sirve la ensalada de lentejas y arroz integral sobre hojas de lechuga o espinacas.

Tiempo de preparación: 30 minutos.

Porciones: 4

Sopa de miso con setas y tofu

Ingredientes:

- 4 tazas de caldo de verduras

- 1 taza de agua

- 1/2 taza de setas shiitake secas

- 1/2 taza de tofu firme cortado en cubos

- 2 cucharadas de pasta de miso blanco

- 1 cebolla verde picada

- 1 cucharada de aceite de sésamo

- 1 diente de ajo picado

- 1 cucharada de jengibre rallado

- 1 cucharada de salsa de soja

- 1 cucharada de vinagre de arroz

- 1 cucharada de azúcar morena

- 1/4 taza de cilantro picado

- 2 cucharadas de semillas de sésamo tostado

Instrucciones:

1) En un tazón, cubre las setas shiitake con agua caliente y déjalas remojar durante 10-15 minutos.

2) En una olla grande, calienta el aceite de sésamo a fuego medio. Agrega la cebolla verde, el ajo y el jengibre rallado. Cocina por unos minutos hasta que la cebolla verde esté suave.

3) Agrega las setas shiitake (escúrrelas primero) y cocina por unos minutos hasta que estén doradas.

4) Agrega el caldo de verduras y el agua a la olla. Lleva a ebullición, luego reduce el fuego y deja cocinar a fuego lento durante unos 10 minutos.

5) Agrega el tofu cortado en cubos y cocina por otros 5 minutos.

6) En un tazón pequeño, mezcla la pasta de miso con un poco de líquido caliente de la sopa hasta que esté bien combinado. Agrega esta mezcla a la sopa y revuelve bien.

7) Agrega la salsa de soja, el vinagre de arroz y el azúcar morena. Revuelve bien para combinar todo.

8) Sirve la sopa en cuencos y decora con cilantro picado y semillas de sésamo tostado.

Tiempo de preparación: 30 minutos.

Porciones: 4

Pollo al curry con brócoli y zanahoria

Ingredientes:

- 4 pechugas de pollo deshuesadas y sin piel

- 1 cucharada de aceite vegetal

- 1 cebolla picada

- 2 dientes de ajo picados

- 1 cucharada de jengibre fresco rallado

- 2 cucharadas de curry en polvo

- 1 cucharada de pasta de tomate

- 1 taza de caldo de pollo

- 1 taza de leche de coco

- 1 cabeza de brócoli cortada en floretes

- 2 zanahorias peladas y cortadas en rodajas

- Sal y pimienta al gusto

- Arroz cocido para acompañar

Instrucciones:

1) Precalienta el horno a 200°C.

2) Corta el pollo en cubos pequeños y sazonar con sal y pimienta al gusto.

3) En una sartén grande, calienta el aceite a fuego medio. Agrega el pollo y cocina durante 6-7 minutos hasta que esté dorado por todos los lados.

4) Retira el pollo de la sartén y reserva.

5) En la misma sartén, agrega la cebolla y cocina durante 3-4 minutos hasta que esté dorada. Luego, agrega el ajo y el jengibre rallado y cocina durante 1 minuto más.

6) Agrega el curry en polvo y la pasta de tomate y cocina durante 1 minuto más.

7) Agrega el caldo de pollo y la leche de coco y mezcla bien. Luego, agrega el brócoli y las zanahorias y mezcla bien.

8) Agrega el pollo reservado a la sartén y mezcla bien. Ajusta la sal y la pimienta al gusto.

9) Transfiere la sartén al horno y cocina durante 20-25 minutos hasta que las verduras estén tiernas.

10) Sirve caliente con arroz cocido.

Tiempo de preparación: aproximadamente 30 minutos.

Tiempo de cocción: aproximadamente 25 a 30 minutos

Porciones: 4

Batido de remolacha y bayas

Ingredientes:

• 2 remolachas pequeñas, peladas y cortadas en cubos

• 1 taza de bayas congeladas (pueden ser moras, frambuesas, arándanos, etc.)

• 1 plátano maduro

• 2 tazas de leche de almendras

• 1 cucharada de miel o jarabe de arce (opcional)

• Hielo al gusto

Instrucciones:

1) Coloca las remolachas, bayas y plátano en la licuadora.

2) Agrega la leche de almendras y la miel o jarabe de arce si deseas.

3) Licúa todo hasta que quede suave y cremoso.

4) Agrega hielo al gusto y vuelve a licuar por unos segundos más.

5) Sirve en vasos y disfruta de tu delicioso batido de remolacha y bayas.

Tiempo de preparación: 10 minutos

Porciones: 4

Tofu a la parrilla con ensalada de zanahoria y pepino

Ingredientes:

- 400g de tofu firme

- 2 cucharadas de aceite de oliva

- 2 cucharaditas de jengibre rallado

- 2 cucharaditas de ajo picado

- 2 cucharaditas de salsa de soja

- 2 zanahorias medianas, peladas y ralladas

- 2 pepinos pequeños, pelados y cortados en tiras finas

- 1/4 taza de vinagre de arroz

- 1 cucharada de miel

- 1 cucharada de aceite de sésamo

- 1 cucharada de semillas de sésamo tostadas

- Sal y pimienta al gusto

Instrucciones:

1) Corta el tofu en trozos delgados y ponlos en un plato hondo.

2) En un tazón pequeño, mezcla el aceite de oliva, el jengibre rallado, el ajo picado y la salsa de soja. Vierte la mezcla sobre el tofu y asegúrate de cubrir bien todos los trozos.

3) Deja marinar el tofu durante 10-15 minutos.

4) Precalienta la parrilla o la sartén a fuego medio-alto.

5) Mientras tanto, en un tazón grande, mezcla las zanahorias ralladas, los pepinos cortados en tiras finas, el vinagre de arroz, la miel y el aceite de sésamo.

6) Agrega sal y pimienta al gusto y mezcla bien.

7) Coloca el tofu marinado en la parrilla o sartén caliente y cocina durante 3-4 minutos por cada lado, o hasta que esté dorado y crujiente.

8) Sirve el tofu a la parrilla con la ensalada de zanahoria y pepino y espolvorea semillas de sésamo tostadas por encima.

Tiempo de preparación: 30 minutos

Porciones: 4

Ensalada de quinua con aguacate y tomate

Ingredientes:

- 1 taza de quinua

- 2 tazas de agua

- 2 tomates medianos, cortados en cubitos

- 1 aguacate grande, pelado y cortado en cubitos

- 1/2 taza de cebolla roja picada

- 1/4 taza de cilantro fresco picado

- 1/4 taza de jugo de limón fresco

• 2 cucharadas de aceite de oliva

• Sal y pimienta al gusto

Instrucciones:

1) Enjuaga la quinua con agua fría en un colador fino y deja escurrir.

2) Coloca la quinua y 2 tazas de agua en una cacerola y llévala a ebullición a fuego alto. Reduce el fuego a medio-bajo y tapa la cacerola. Cocina la quinua durante 15-20 minutos o hasta que esté tierna y el agua se haya evaporado por completo.

3) Mientras tanto, prepara los ingredientes de la ensalada. Mezcla los tomates, el aguacate, la cebolla roja y el cilantro en un tazón grande.

4) En un tazón pequeño, mezcla el jugo de limón, el aceite de oliva, la sal y la pimienta.

5) Cuando la quinua esté lista, agrégala a la mezcla de la ensalada y revuelve bien.

6) Agrega el aderezo de limón y aceite de oliva y mezcla bien.

7) Sirve la ensalada de quinua con aguacate y tomate en platos individuales y disfruta.

Tiempo de preparación: 25 minutos.

Porciones: 4

Sopa de col rizada y patata

Ingredientes:

- 1 cebolla grande, picada

- 2 dientes de ajo, picados

- 4 tazas de caldo de pollo o vegetales

- 4 tazas de col rizada, picada

- 2 patatas grandes, peladas y cortadas en cubos

- 1 cucharadita de tomillo seco

- 1 cucharadita de sal

- 1/2 cucharadita de pimienta negra molida

- 2 cucharadas de aceite de oliva

Instrucciones:

1) Calentar el aceite de oliva en una olla grande a fuego medio-alto. Añadir la cebolla y el ajo, y cocinar por 2-3 minutos, o hasta que estén suaves y fragantes.

2) Añadir las patatas a la olla y cocinar por otros 2-3 minutos, o hasta que estén ligeramente doradas.

3) Añadir la col rizada a la olla y mezclar bien. Cocinar por 1-2 minutos, o hasta que la col rizada se ablande un poco.

4) Añadir el caldo de pollo o vegetales a la olla, junto con el tomillo, la sal y la pimienta. Mezclar bien.

5) Llevar la sopa a ebullición, luego reducir el fuego a medio-bajo y dejar cocinar a fuego lento durante 20-25 minutos, o hasta que las patatas estén suaves.

6) Una vez que las patatas estén cocidas, retirar la olla del fuego y dejar enfriar un poco.

7) Usando una licuadora o un procesador de alimentos, mezclar la sopa hasta que quede suave. Si la sopa es demasiado espesa, añadir un poco más de caldo para diluir.

8) Volver a calentar la sopa antes de servir, si es necesario. Se puede servir con un poco de pan crujiente o galletas saladas.

Tiempo de preparación: 15 minutos Tiempo de cocción: 25 minutos Tiempo total: 40 minutos

Porciones: 4

Salmón a la parrilla con salsa de mango

Ingredientes:

- 4 filetes de salmón de 150 g cada uno

- 2 mangos maduros

- 1 cebolla morada

- 1 chile rojo fresco

- 1 limón

- 1/4 taza de cilantro fresco picado

- Sal y pimienta negra molida

• Aceite de oliva

Instrucciones:

1) Pelar y picar los mangos y la cebolla morada en cubos pequeños. Picar finamente el chile rojo y el cilantro fresco. Mezclar todos los ingredientes en un tazón y exprimir el jugo de medio limón. Salpimentar al gusto y dejar reposar en la nevera.

2) Precalienta la parrilla a fuego medio-alto. Salpimentar los filetes de salmón y cepillarlos con aceite de oliva.

3) Colocar los filetes de salmón en la parrilla con la piel hacia abajo y cocinar durante 4-5 minutos por cada lado, o hasta que estén dorados y cocidos al punto deseado.

4) Servir los filetes de salmón calientes con la salsa de mango por encima. Acompañar con una guarnición de arroz, patatas o verduras al gusto.

Tiempo de preparación: 25 minutos.

Porciones: 4

Pollo al horno con limón y ajo

Ingredientes:

• 4 pechugas de pollo

• 3 dientes de ajo picados

• 1/4 taza de jugo de limón

• 2 cucharadas de aceite de oliva

• 1 cucharada de orégano seco

- Sal y pimienta al gusto

- Rodajas de limón para decorar

Instrucciones:

1) Precalentar el horno a 200°C.

2) En un tazón pequeño, mezclar el ajo, el jugo de limón, el aceite de oliva y el orégano.

3) Colocar las pechugas de pollo en una bandeja para hornear y sazonar con sal y pimienta al gusto.

4) Verter la mezcla de limón y ajo sobre las pechugas de pollo, asegurándose de que estén bien cubiertas.

5) Hornear durante 25-30 minutos o hasta que el pollo esté cocido por completo.

6) Servir caliente y decorar con rodajas de limón.

Tiempo de preparación: 10 minutos Tiempo de cocción: 25-30 minutos Tiempo total: 35-40 minutos

Porciones: 4

Ensalada de col rizada y lentejas

Ingredientes:

- 1/2 taza de lentejas secas

- 1 manojo de col rizada

- 1/2 cebolla roja, picada

- 1/2 taza de zanahoria rallada

- 1/2 taza de queso feta desmenuzado

- 1/4 taza de aceite de oliva

- 2 cucharadas de vinagre de sidra de manzana

- 1 cucharada de miel

- Sal y pimienta al gusto

Instrucciones:

1) Cocinar las lentejas según las instrucciones del paquete y reserve.

2) Lave y seque la col rizada, retire las hojas de los tallos y píquelas en trozos pequeños.

3) En un tazón grande, combine la col rizada, la cebolla roja, la zanahoria rallada y el queso feta desmenuzado. Mezcle bien.

4) En otro tazón, mezcle el aceite de oliva, el vinagre de sidra de manzana, la miel, la sal y la pimienta para hacer el aderezo.

5) Agregue las lentejas cocidas a la ensalada y mezcle con el aderezo.

6) Sirva la ensalada inmediatamente o refrigere durante al menos 30 minutos antes de servir para permitir que los sabores se combinen.

Tiempo de preparación: 20 minutos (más tiempo de cocción de las lentejas si es necesario) Tiempo total: 50 minutos (incluyendo el tiempo de enfriamiento en la nevera)

Porciones: 4

Tacos de pollo con ensalada de col y cilantro

Ingredientes:

- 1 cucharada de aceite de oliva

- 4 pechugas de pollo deshuesadas y sin piel

- 2 cucharadas de jugo de limón fresco

- 1 cucharada de comino molido

- 1 cucharada de chile en polvo

- 1 cucharada de ajo en polvo

- 1/2 cucharadita de sal

- 1/2 cucharadita de pimienta negra

- 8 tortillas de maíz o harina

- 1/2 cabeza de col morada, rallada

- 1/2 taza de cilantro fresco picado

- 1/4 taza de cebolla roja picada

- 1/4 taza de crema agria (opcional)

Instrucciones:

1) Precalentar el horno a 200°C. En una sartén grande, calentar el aceite de oliva a fuego medio-alto.

2) Mientras tanto, en un tazón mediano, mezclar el jugo de limón, el comino, el chile en polvo, el ajo en polvo, la sal y la pimienta.

3) Cortar el pollo en tiras y agregarlo a la mezcla de especias, asegurándose de que esté bien cubierto.

4) Colocar las tiras de pollo en la sartén caliente y cocinar durante 5-7 minutos por cada lado, hasta que estén doradas y cocidas por completo.

5) Mientras tanto, calentar las tortillas en una sartén o en el microondas.

6) En un tazón grande, mezclar la col rallada, el cilantro y la cebolla roja.

7) Para armar los tacos, colocar una porción de pollo en el centro de cada tortilla caliente. Cubrir con una cucharada de la ensalada de col y cilantro y un poco de crema agria si se desea.

8) Servir inmediatamente y disfrutar.

Tiempo de preparación: 25 minutos

Porciones: 4

Batido de fresas y espinacas

Ingredientes:

- 2 tazas de espinacas frescas

- 2 tazas de fresas frescas

- 1 plátano maduro

- 1 taza de leche de almendras

- 1 cucharada de miel

Instrucciones:

1) Lavar las espinacas y las fresas, retirar las hojas y tallos no deseados.

2) Pelar y cortar el plátano en trozos.

3) En una licuadora, colocar las espinacas, las fresas, el plátano, la leche de almendras y la miel.

4) Licuar todos los ingredientes hasta que estén completamente mezclados y suaves.

5) Agregar más leche de almendras si la mezcla está demasiado espesa.

6) Servir en vasos y disfrutar.

Tiempo de preparación: 10 minutos

Porciones: 4

Hamburguesas de salmón con aguacate y salsa de yogur

Ingredientes:

• 500 gramos de salmón fresco sin piel ni espinas

• 1 aguacate maduro

• 1/4 taza de pan rallado

• 1 huevo

• 1/4 cucharadita de sal

• 1/4 cucharadita de pimienta negra molida

• 2 cucharadas de aceite de oliva

• 4 panes para hamburguesa

• 1 taza de lechuga picada

• 1 tomate maduro en rodajas

• Para la salsa de yogur:

• 1/2 taza de yogur griego natural

• 1 cucharada de jugo de limón

• 1 diente de ajo picado

• 1/4 cucharadita de sal

• 1/4 cucharadita de pimienta negra molida

Instrucciones:

1) Precalentar el horno a 180°C.

2) Cortar el salmón en trozos y colocar en un procesador de alimentos. Procesar hasta que esté bien picado.

3) Agregar el aguacate, el pan rallado, el huevo, la sal y la pimienta. Procesar de nuevo hasta que la mezcla esté homogénea.

4) Dividir la mezcla de salmón en 4 porciones y formar hamburguesas.

5) Calentar el aceite de oliva en una sartén grande a fuego medio-alto. Agregar las hamburguesas de salmón y cocinar durante 3-4 minutos de cada lado o hasta que estén doradas.

6) Transferir las hamburguesas de salmón a una bandeja para hornear y hornear durante 8-10 minutos o hasta que estén cocidas.

7) Para hacer la salsa de yogur, mezclar el yogur, el jugo de limón, el ajo, la sal y la pimienta en un tazón pequeño.

8) Colocar una hamburguesa de salmón en cada pan para hamburguesa y cubrir con lechuga, tomate y la salsa de yogur. ¡Servir y disfrutar!

Tiempo de preparación: 30 minutos Tiempo de cocción: 15 minutos

Porciones: 4

Sopa de calabaza y jengibre

Ingredientes:

- 1 kg de calabaza

- 1 cebolla picada

- 2 dientes de ajo picados

- 1 trozo de jengibre fresco de unos 3 cm pelado y picado finamente

- 4 tazas de caldo de verduras

- 1/2 taza de leche de coco

- Sal y pimienta negra molida

- Aceite de oliva

- Semillas de calabaza para decorar (opcional)

Instrucciones:

• Pelar y cortar la calabaza en trozos pequeños. Reservar.

• Calentar una cucharada de aceite de oliva en una olla grande a fuego medio. Agregar la cebolla y el ajo y cocinar por unos minutos hasta que estén suaves.

• Agregar el jengibre picado y la calabaza en trozos a la olla. Cocinar por unos minutos más.

• Agregar el caldo de verduras a la olla. Llevar a ebullición, reducir el fuego a medio-bajo y dejar cocinar hasta que la calabaza esté tierna.

• Retirar la sopa del fuego y utilizar una batidora de mano para hacer un puré hasta que esté suave.

• Agregar la leche de coco y mezclar bien.

• Regresar la sopa a la olla y calentar a fuego medio-bajo.

• Ajustar el sabor con sal y pimienta.

• Servir caliente y decorar con semillas de calabaza si lo deseas.

Tiempo de preparación: 15 minutos Tiempo de cocción: 30-40 minutos

Porciones: 4

A continuación, una serie con 30 deliciosos postres antiinflamatorios para que disfrute de una dieta saludable y equilibrada.

Helado de yogur con frutas frescas

Ingredientes:

• 2 tazas de yogur natural

• 2 tazas de frutas frescas cortadas en cubos (como fresas, piña, mango, melón, etc.)

• 1 cucharada de miel

• 1 cucharadita de extracto de vainilla

• 1 cucharadita de jengibre rallado

• 1 cucharadita de canela en polvo

Instrucciones:

1) En un tazón grande, mezcla el yogur, la miel, el extracto de vainilla, el jengibre rallado y la canela en polvo hasta que estén bien combinados.

2) Agrega las frutas frescas y revuelve hasta que estén completamente cubiertas de la mezcla de yogur.

3) Coloca la mezcla en un molde para helado y congela durante al menos 3 horas o hasta que esté firme.

4) Una vez que el helado esté completamente congelado, sácalo del congelador y deja que se ablande durante unos minutos antes de servir. Si lo deseas, decora con un poco de fruta fresca adicional antes de servir.

Tiempo de preparación: 10 minutos (más 3 horas para congelar el helado).

Porciones: 4

Galletas de avena con frutos secos y canela

Ingredientes:

- 1 taza de avena

- 1/4 taza de harina de almendras

- 1/4 taza de miel

- 1/4 taza de aceite de coco

- 1/2 cucharadita de canela en polvo

- 1/4 taza de frutos secos picados (como almendras, nueces, avellanas, etc.)

- 1/4 cucharadita de sal

Instrucciones:

1) Precalienta el horno a 180°C.

2) En un tazón grande, mezcla la avena, la harina de almendras, la canela y la sal.

3) Añade la miel y el aceite de coco, y mezcla bien hasta obtener una masa uniforme.

4) Agrega los frutos secos picados a la masa y mezcla de nuevo.

5) Forma pequeñas bolitas con la masa y aplánalas con la palma de la mano para darles forma de galleta.

6) Coloca las galletas en una bandeja para hornear cubierta con papel pergamino y hornea durante unos 12-15 minutos o hasta que estén doradas.

7) Saca las galletas del horno y deja enfriar antes de servir.

Tiempo de preparación: 15 minutos. Tiempo de cocción: 12-15 minutos.

Porciones: 4

Tarta de manzana con canela

Ingredientes:

• 1 masa de tarta (puedes utilizar una masa de tarta comprada o hacerla en casa)

• 3 manzanas peladas, sin semillas y cortadas en rodajas finas

• 2 cucharadas de miel

• 1 cucharadita de canela en polvo

• 1 cucharadita de jengibre rallado

• 1/4 taza de nueces picadas

• 1 cucharada de harina de almendras

• 1 huevo batido

Instrucciones:

1) Precalienta el horno a 180°C.

2) Coloca la masa de tarta en un molde para tartas y presiona suavemente para que se ajuste bien al molde.

3) En un tazón grande, mezcla las manzanas con la miel, la canela y el jengibre rallado.

4) Agrega las nueces picadas y la harina de almendras a la mezcla de manzana y revuelve bien.

5) Vierte la mezcla de manzana sobre la masa de tarta y distribuye uniformemente.

6) Dobla los bordes de la masa de tarta hacia adentro para cubrir parcialmente los bordes de la mezcla de manzana.

7) Pinta los bordes de la masa con el huevo batido.

8) Hornea durante unos 40-45 minutos o hasta que la masa esté dorada y crujiente.

9) Saca del horno y deja enfriar antes de servir.

Tiempo de preparación: 20 minutos. Tiempo de cocción: 40-45 minutos.

Porciones: 4

Sorbete de frutas tropicales

Ingredientes:

• 2 tazas de frutas tropicales congeladas (como mango, piña, papaya, etc.)

• 1 taza de jugo de naranja fresco

• 1/4 taza de miel

• 1 cucharadita de jengibre rallado

• 1 cucharadita de jugo de limón fresco

Instrucciones:

1) Coloca las frutas tropicales congeladas en una licuadora o procesador de alimentos.

2) Agrega el jugo de naranja, la miel, el jengibre rallado y el jugo de limón a la licuadora o procesador de alimentos.

3) Mezcla todo hasta obtener una mezcla suave y cremosa.

4) Si la mezcla queda demasiado espesa, agrega un poco más de jugo de naranja.

5) Sirve inmediatamente como un sorbete suave, o congela en un recipiente hermético durante 1-2 horas para obtener un sorbete más firme.

6) Antes de servir, deja que el sorbete se descongele ligeramente a temperatura ambiente.

Tiempo de preparación: 10 minutos. Tiempo de enfriamiento: 1-2 horas (opcional).

Porciones: 4

Mousse de chocolate negro

Ingredientes:

• 200g de chocolate negro con un mínimo del 70% de cacao

- 2 cucharadas de aceite de coco

- 1/4 taza de leche de almendras

- 1/4 taza de miel

- 1 cucharadita de vainilla

- 2 claras de huevo

- Pizca de sal

Instrucciones:

1) Derrite el chocolate negro junto con el aceite de coco a baño maría o en el microondas en intervalos de 30 segundos, revolviendo cada vez hasta que esté completamente derretido.

2) Agrega la leche de almendras, la miel y la vainilla al chocolate derretido y mezcla bien hasta que estén combinados.

3) Bate las claras de huevo con una pizca de sal hasta que se formen picos firmes.

4) Agrega las claras de huevo batidas al chocolate derretido y mezcla suavemente hasta que todo esté combinado.

5) Divide la mezcla en cuatro moldes para mousse y refrigera durante al menos 2 horas o hasta que estén firmes.

Tiempo de preparación: 15 minutos. Tiempo de refrigeración: 2 horas.

Porciones: 4

Bizcocho de zanahoria y nueces

Ingredientes:

- 2 tazas de zanahorias ralladas

- 1 taza de harina de almendras

- 1/2 taza de harina de coco

- 1/2 taza de nueces picadas

- 1/2 taza de aceite de coco

- 1/2 taza de miel

- 3 huevos

- 1 cucharadita de bicarbonato de sodio

- 1 cucharadita de canela en polvo

- 1/2 cucharadita de jengibre en polvo

- 1/2 cucharadita de nuez moscada

- Pizca de sal

Instrucciones:

1) Precalentar el horno a 180°C.

2) En un tazón grande, mezcla la harina de almendras, la harina de coco, el bicarbonato de sodio, la canela, el jengibre, la nuez moscada y una pizca de sal.

3) En otro tazón, bate los huevos y agrega la miel y el aceite de coco derretido. Mezcla bien.

4) Agrega la mezcla de huevo a los ingredientes secos y mezcla hasta que se combine todo.

5) Agrega las zanahorias ralladas y las nueces picadas, y mezcla bien.

6) Vierte la mezcla en un molde para bizcochos previamente engrasado.

7) Hornea durante 35-40 minutos o hasta que el bizcocho esté dorado y al insertar un palillo en el centro, salga limpio.

8) Deja enfriar antes de cortar en porciones.

Tiempo de preparación: 20 minutos. Tiempo de cocción: 35-40 minutos.

Porciones: 4

Yogur griego con granola y frutas frescas

Ingredientes:

• 2 tazas de yogur griego

• 1 taza de granola

• 1 taza de frutas frescas (puedes usar las que prefieras, como fresas, arándanos, kiwi, etc.)

• 1 cucharada de miel (opcional)

Instrucciones:

1) En un tazón, mezcla el yogur griego con la miel, si deseas endulzarlo un poco.

2) En cuatro recipientes para servir, divide la mezcla de yogur griego en partes iguales.

3) Encima del yogur, agrega la granola en partes iguales.

4) Luego, agrega las frutas frescas cortadas en trozos encima de la granola, distribuyéndolas de manera uniforme entre los cuatro recipientes.

5) Sirve frío.

Tiempo de preparación: 5 minutos.

Porciones: 4

Fruta asada con miel y canela

Ingredientes:

• 4 tazas de fruta cortada en trozos (puedes usar manzanas, peras, duraznos, nectarinas, plátanos o cualquier fruta que prefieras)

• 2 cucharadas de miel

• 1 cucharadita de canela molida

Instrucciones:

1) Precalienta el horno a 180°C.

2) En un tazón grande, mezcla la fruta con la miel y la canela, asegurándote de que todos los trozos de fruta estén bien cubiertos.

3) Extiende la fruta en una bandeja para hornear.

4) Hornea durante 20-25 minutos o hasta que la fruta esté suave y dorada.

5) Sirve caliente.

Tiempo de preparación: 10 minutos Tiempo de cocción: 20-25 minutos

Porciones: 4

Pudin de chía con frutas frescas

Ingredientes:

• 1/2 taza de semillas de chía

• 2 tazas de leche (puedes usar leche de almendras o leche de coco para una opción vegana)

• 2 cucharadas de miel

• 1 cucharadita de extracto de vainilla

• 1 taza de frutas frescas (puedes usar las que prefieras, como fresas, arándanos, kiwi, etc.)

• 1/4 taza de nueces picadas (opcional)

Instrucciones:

1) En un tazón grande, mezcla las semillas de chía, la leche, la miel y el extracto de vainilla. Mezcla bien y deja reposar por lo menos 30 minutos o hasta que la mezcla espese.

2) Una vez que la mezcla esté espesa, divide el pudin de chía en cuatro recipientes para servir.

3) Encima del pudin de chía, agrega las frutas frescas cortadas en trozos.

4) Si deseas, agrega las nueces picadas encima de las frutas.

5) Sirve frío.

Tiempo de preparación: 5 minutos Tiempo de reposo: 30 minutos

Porciones: 4

Batido de plátano con cacao en polvo

Ingredientes:

- 2 plátanos maduros
- 2 tazas de leche de almendras sin azúcar
- 2 cucharadas de cacao en polvo sin azúcar
- 1 cucharadita de canela molida
- 1 cucharadita de jengibre rallado
- 1 cucharadita de miel (opcional)

Instrucciones:

1) Pelar los plátanos y cortarlos en trozos pequeños.

2) Colocar los plátanos en una licuadora junto con la leche de almendras, el cacao en polvo, la canela molida y el jengibre rallado.

3) Mezclar todos los ingredientes hasta que queden suaves y cremosos.

4) Si deseas que el batido sea un poco más dulce, agrega una cucharadita de miel y mezcla de nuevo.

5) Verter el batido en vasos y servir inmediatamente.

Tiempo de preparación: 10 minutos.

Porciones: 4

Tarta de queso con frutas del bosque

Ingredientes:

- 200 g de queso crema bajo en grasa

- 2 huevos

- 1 cucharada de miel

- 1 cucharada de jugo de limón fresco

- 1 cucharadita de esencia de vainilla

- 100 g de frutos del bosque mixtos frescos o congelados

- 1 taza de nueces picadas

- 2 cucharadas de aceite de coco

- 1 taza de dátiles sin hueso

Instrucciones:

1) Precalentar el horno a 180°C.

2) En un procesador de alimentos, mezclar las nueces, los dátiles y el aceite de coco hasta formar una masa uniforme. Forrar una fuente para tartas con la masa.

3) En un tazón grande, batir el queso crema, los huevos, la miel, el jugo de limón y la esencia de vainilla hasta que quede una mezcla homogénea.

4) Verter la mezcla de queso crema en la base de la tarta y agregar los frutos del bosque por encima.

5) Hornear la tarta durante 20-25 minutos o hasta que esté dorada y firme al tacto.

6) Dejar enfriar y servir.

Tiempo de preparación: aproximadamente 30 minutos más el tiempo de cocción en el horno.

Porciones: 4

Flan de vainilla con frutos secos

Ingredientes:

- 2 tazas de leche de almendras sin azúcar

- 1/4 taza de miel

- 3 huevos

- 1 cucharadita de extracto de vainilla

- 1/4 taza de nueces picadas

- 1/4 taza de almendras picadas

- 1/4 taza de avellanas picadas

• 1 cucharada de aceite de coco

Instrucciones:

1) Precalentar el horno a 180°C.

2) En un tazón, batir los huevos y la miel hasta que quede una mezcla homogénea.

3) Añadir la leche de almendras y el extracto de vainilla y mezclar bien.

4) En una sartén, tostar las nueces, almendras y avellanas con el aceite de coco hasta que estén doradas. Dejar enfriar y reservar.

5) Verter la mezcla de huevo en un molde para flan previamente engrasado y espolvorear los frutos secos tostados por encima.

6) Hornear durante 35-40 minutos o hasta que el flan esté firme al tacto.

7) Dejar enfriar y refrigerar durante al menos 2 horas antes de servir.

Tiempo de preparación: aproximadamente 20 minutos más el tiempo de cocción en el horno (35 a 45 minutos) y la refrigeración (2 horas aproximadamente).

Porciones: 4

Brownie de alubias negras y chocolate negro

Ingredientes:

- 1 lata de alubias negras, escurridas y enjuagadas

- 1/4 taza de aceite de coco

- 2 huevos

- 1/2 taza de harina de avena

- 1/2 taza de cacao en polvo sin azúcar

- 1/2 taza de miel

- 1 cucharadita de extracto de vainilla

- 1/2 cucharadita de polvo de hornear

- 1/4 cucharadita de sal

- 1/2 taza de chocolate negro picado

Instrucciones:

1) Precalentar el horno a 180°C.

2) En un procesador de alimentos, mezclar las alubias negras y el aceite de coco hasta formar una pasta uniforme.

3) Agregar los huevos y mezclar hasta que quede una mezcla homogénea.

4) Añadir la harina de avena, el cacao en polvo, la miel, el extracto de vainilla, el polvo de hornear y la sal. Mezclar bien hasta que quede una masa suave.

5) Incorporar el chocolate negro picado a la mezcla.

6) Verter la mezcla en un molde para hornear previamente engrasado.

7) Hornear durante 25-30 minutos o hasta que el brownie esté firme al tacto.

8) Dejar enfriar antes de cortar en porciones.

Tiempo de preparación: aproximadamente 15 minutos más el tiempo de cocción en el horno (25 a 35 minutos).

Porciones. 4

Macedonia de frutas con yogur y miel

Ingredientes:

• 2 tazas de frutas variadas (por ejemplo: fresas, kiwis, mangos, piñas, plátanos, etc.), cortadas en trozos pequeños

• 1 taza de yogur griego sin azúcar

• 2 cucharadas de miel

• 1 cucharadita de canela molida

• 1/4 taza de nueces picadas (opcional)

Instrucciones:

1) En un tazón grande, mezclar las frutas troceadas.

2) En otro tazón, mezclar el yogur griego, la miel y la canela hasta que quede una mezcla homogénea.

3) Verter la mezcla de yogur sobre las frutas y mezclar suavemente hasta que las frutas queden bien cubiertas.

4) Espolvorear las nueces picadas por encima (opcional).

5) Servir inmediatamente o guardar en la nevera hasta la hora de servir.

Tiempo de preparación: aproximadamente 10 minutos.

Porciones: 4

Postre de tofu con frutas y miel

Ingredientes:

• 1 bloque de tofu firme (350g), escurrido y cortado en cubos pequeños

• 2 cucharadas de miel

• 1 cucharadita de extracto de vainilla

• 1/4 taza de leche de almendras sin azúcar

• 2 tazas de frutas variadas (por ejemplo: fresas, arándanos, kiwis, mango, etc.), cortadas en trozos pequeños

• 1 cucharada de semillas de chía (opcional)

Instrucciones:

1) En un procesador de alimentos, mezclar el tofu, la miel, el extracto de vainilla y la leche de almendras hasta obtener una mezcla suave.

2) Dividir la mezcla de tofu en 4 vasos para postres.

3) Cubrir cada vaso con una capa de frutas troceadas.

4) Repetir las capas hasta que se hayan usado todas las frutas y el tofu.

5) Espolvorear las semillas de chía por encima (opcional).

6) Servir inmediatamente o guardar en la nevera hasta la hora de servir.

Tiempo de preparación: aproximadamente 15 minutos.

Porciones: 4

Mousse de mango con yogur

Ingredientes:

- 2 mangos maduros, pelados y cortados en trozos

- 1 taza de yogur griego sin azúcar

- 2 cucharadas de miel

- 1 cucharadita de extracto de vainilla

- 1 cucharada de jugo de limón fresco

- 1 sobre de gelatina sin sabor

- 1/4 taza de agua caliente

Instrucciones:

1) En un procesador de alimentos o licuadora, mezclar los trozos de mango hasta obtener un puré suave.

2) En un tazón grande, mezclar el puré de mango, el yogur griego, la miel, el extracto de vainilla y el jugo de limón.

3) En otro tazón pequeño, mezclar la gelatina sin sabor y el agua caliente hasta que se disuelva por completo.

4) Añadir la gelatina disuelta a la mezcla de mango y yogur, y mezclar bien.

5) Dividir la mezcla de mousse en 4 vasos para postres.

6) Refrigerar durante al menos 2 horas para que la mousse se asiente.

7) Decorar con frutas frescas y servir frío.

Tiempo de preparación: aproximadamente 20 minutos, más 2 horas de refrigeración.

Porciones: 4

Trufas de almendra y chocolate negro

Ingredientes:

- 1/2 taza de almendras crudas

- 1/4 taza de copos de coco

- 1/4 taza de chocolate negro picado

- 1 cucharada de aceite de coco

- 1 cucharada de miel

- 1/4 cucharadita de canela molida

- Una pizca de sal marina

Instrucciones:

1) En un procesador de alimentos, mezclar las almendras y los copos de coco hasta obtener una mezcla fina.

2) Añadir el chocolate negro picado, el aceite de coco, la miel, la canela y la sal marina, y mezclar bien.

3) Formar pequeñas bolas con la mezcla y colocarlas en un plato forrado con papel encerado.

4) Congelar las trufas durante al menos 30 minutos antes de servir.

5) Decorar con almendras o copos de coco adicionales antes de servir, si se desea.

Tiempo de preparación: aproximadamente 20 minutos, más 30 minutos de congelación.

Porciones: 4

Smoothie de fresa y kiwi

Ingredientes:

- 2 tazas de fresas frescas, lavadas y cortadas en cuartos

- 2 kiwis pelados y cortados en trozos

- 1 plátano maduro, pelado y cortado en rodajas

- 1 taza de yogur griego sin azúcar

- 1/2 taza de leche de almendras sin endulzar

- 1 cucharada de miel

- 1 cucharadita de extracto de vainilla

- 1 taza de hielo

Instrucciones:

1) En una licuadora, mezclar las fresas, los kiwis, el plátano, el yogur griego, la leche de almendras, la miel, el extracto de vainilla y el hielo hasta obtener un batido suave y cremoso.

2) Si el smoothie es demasiado espeso, añadir un poco más de leche de almendras hasta que tenga la consistencia deseada.

3) Dividir el smoothie en 4 vasos para servir.

4) Decorar con frutas frescas antes de servir, si se desea.

Tiempo de preparación: aproximadamente 10 minutos.

Porciones: 4

Bizcocho de calabaza y nueces

Ingredientes:

- 1 taza de puré de calabaza

- 1/2 taza de aceite de coco derretido

- 1/2 taza de miel

- 2 huevos

• 1 cucharadita de extracto de vainilla

• 1 1/2 tazas de harina de avena

• 1 cucharadita de bicarbonato de sodio

• 1/2 cucharadita de polvo de hornear

• 1 cucharadita de canela molida

• 1/4 cucharadita de nuez moscada molida

• 1/4 cucharadita de sal marina

• 1/2 taza de nueces picadas

Instrucciones:

1) Precalentar el horno a 180°C. Engrasar un molde para bizcochos de 20 cm.

2) En un tazón grande, mezclar el puré de calabaza, el aceite de coco derretido, la miel, los huevos y el extracto de vainilla.

3) En otro tazón, mezclar la harina de avena, el bicarbonato de sodio, el polvo de hornear, la canela molida, la nuez moscada molida y la sal marina.

4) Añadir gradualmente la mezcla de harina a la mezcla de calabaza, revolviendo hasta que estén bien combinadas.

5) Agregar las nueces picadas y mezclar bien.

6) Verter la mezcla en el molde preparado y hornear durante unos 40-45 minutos, o hasta que un palillo insertado en el centro del bizcocho salga limpio.

7) Dejar enfriar en el molde durante unos minutos antes de sacar y enfriar completamente sobre una rejilla.

Tiempo de preparación: aproximadamente 20 minutos, más 40-45 minutos de horneado.

Porciones: 4

Galletas de jengibre y canela

Ingredientes:

- 1 taza de harina de almendra
- 1/2 taza de harina de coco
- 1/4 taza de miel
- 1 huevo
- 2 cucharaditas de jengibre molido
- 2 cucharaditas de canela molida
- 1/2 cucharadita de bicarbonato de sodio
- 1/4 cucharadita de sal marina
- 1/4 taza de aceite de coco derretido

Instrucciones:

1) Precalentar el horno a 180°C. Forrar una bandeja para hornear con papel pergamino.

2) En un tazón grande, mezclar la harina de almendra, la harina de coco, la miel, el huevo, el jengibre molido, la canela molida, el bicarbonato de sodio y la sal marina.

3) Añadir el aceite de coco derretido y mezclar bien hasta obtener una masa suave.

4) Formar la masa en bolas pequeñas, colocarlas en la bandeja para hornear preparada y aplastarlas ligeramente con una espátula o tenedor.

5) Hornear durante unos 10-12 minutos o hasta que estén doradas.

6) Dejar enfriar completamente en la bandeja antes de servir.

Tiempo de preparación: aproximadamente 20 minutos, más 10-12 minutos de horneado.

Porciones: 4

Helado de plátano con almendras

Ingredientes:

- 4 plátanos maduros

- 1/2 taza de leche de almendras

- 1 cucharadita de extracto de vainilla

- 1/4 taza de almendras picadas

- 1 cucharada de miel (opcional)

Instrucciones:

1) Pelar los plátanos y cortarlos en trozos pequeños. Congelar los trozos de plátano durante al menos 2 horas.

2) Una vez que los plátanos estén congelados, colocarlos en un procesador de alimentos o licuadora junto con la leche de almendras y el extracto de vainilla. Mezclar bien hasta que la mezcla tenga una consistencia suave y cremosa.

3) Añadir las almendras picadas a la mezcla y mezclar suavemente.

4) Si desea un sabor más dulce, agregar la miel a la mezcla y mezclar bien.

5) Transferir la mezcla a un recipiente apto para congelador y congelar durante al menos 2 horas o hasta que el helado esté firme.

6) Para servir, sacar el helado del congelador y dejarlo reposar a temperatura ambiente durante unos minutos para que se ablande un poco antes de servir.

Tiempo de preparación: aproximadamente 10 minutos, más 2 horas de congelación.

Porciones: 4

Tarta de queso y arándanos

Ingredientes:

- 1 taza de arándanos frescos o congelados

- 1 taza de queso crema bajo en grasas

- 1/2 taza de yogur griego bajo en grasas

- 1/4 taza de miel

- 2 huevos

- 1 cucharadita de extracto de vainilla

- 1/2 taza de harina de avena

- 1/4 taza de almendras picadas

- 1 cucharadita de canela molida

- 1/4 cucharadita de sal

Instrucciones:

1) Precalentar el horno a 180°C y engrasar un molde para tartas de 20 cm de diámetro.

2) Colocar los arándanos en una sartén pequeña a fuego medio-alto y cocinar hasta que se ablanden y se formen pequeñas burbujas. Retirar del fuego y dejar enfriar.

3) En un tazón grande, batir el queso crema, el yogur griego y la miel hasta obtener una mezcla suave.

4) Añadir los huevos y el extracto de vainilla a la mezcla y batir hasta que estén bien incorporados.

5) En otro tazón, mezclar la harina de avena, las almendras picadas, la canela molida y la sal. Agregar la mezcla de harina a la mezcla de queso crema y batir hasta que se incorporen todos los ingredientes.

6) Verter la mezcla de queso en el molde preparado y esparcir los arándanos encima.

7) Hornear durante 30-35 minutos, o hasta que la tarta esté dorada y firme en el centro.

8) Dejar enfriar la tarta durante 10-15 minutos antes de servir.

Tiempo de preparación: aproximadamente 15 minutos, más 30-35 minutos de horneado.

Porciones: 4

Pudding de arroz con canela

Ingredientes:

- 1 taza de arroz integral
- 2 tazas de agua
- 1 taza de leche de almendras
- 2 cucharaditas de canela molida
- 2 cucharadas de miel de abeja
- 1 cucharadita de extracto de vainilla

Preparación:

1) Enjuaga el arroz en un colador y ponlo en una cacerola mediana con agua. Llévalo a ebullición, luego reduce el fuego y cocina a fuego lento durante unos 40 minutos, o hasta que esté tierno y el agua se haya absorbido.

2) Agrega la leche de almendras, la canela, la miel y el extracto de vainilla al arroz cocido y mezcla bien.

3) Cocina a fuego medio, revolviendo constantemente, durante unos 5 minutos o hasta que la mezcla se espese.

4) Retira del fuego y deja enfriar durante unos minutos antes de servir.

5) Sirve en tazones individuales y espolvorea con un poco de canela molida por encima si lo deseas.

Tiempo de preparación: aproximadamente 50 minutos.

Porciones. 4

Flan de coco con frutas frescas

Ingredientes:

- 1 lata de leche de coco (400ml)

- 1 taza de leche desnatada

- 1/2 taza de azúcar de coco

- 3 huevos

- 1/2 taza de pulpa de coco rallado

- 1 cucharadita de extracto de vainilla

- Frutas frescas al gusto (fresas, mango, kiwi, etc.)

Instrucciones:

1) Precalentar el horno a 180°C.

2) En una olla mediana, mezclar la leche de coco, la leche desnatada y el azúcar de coco. Calentar a fuego medio hasta que el azúcar se disuelva completamente.

3) En un tazón grande, batir los huevos con la pulpa de coco rallado y el extracto de vainilla.

4) Añadir la mezcla de leche caliente a la mezcla de huevo poco a poco, batiendo constantemente.

5) Colar la mezcla para eliminar los grumos y verter en un molde para flan.

6) Llenar una fuente de horno con agua caliente y colocar el molde para flan dentro de ella.

7) Hornear durante 45-50 minutos, o hasta que el flan esté cuajado, pero aun ligeramente tembloroso.

8) Sacar el molde del agua y dejar enfriar a temperatura ambiente.

9) Refrigerar por al menos 2 horas antes de servir.

10) Servir el flan de coco con las frutas frescas cortadas en cubitos o rodajas.

Tiempo de preparación: 15 minutos Tiempo de cocción: 50 minutos Tiempo de refrigeración: 2 horas Tiempo total: 3 horas y 5 minutos

Porciones: 4

Batido de frutas rojas con yogur

Ingredientes:

• 2 tazas de frutas rojas congeladas (fresas, frambuesas, moras)

• 1 taza de yogur natural sin grasa

• 1 taza de leche de almendras sin endulzar

- 1 cucharadita de jengibre rallado

- 1 cucharadita de miel (opcional)

- 4 cubos de hielo

Instrucciones:

1) En una licuadora, mezcla las frutas rojas congeladas, el yogur, la leche de almendras, el jengibre rallado y la miel (si la usas).

2) Agrega los cubos de hielo a la licuadora y mezcla todo a velocidad alta durante 1-2 minutos o hasta que la mezcla esté suave y homogénea.

3) Sirve el batido inmediatamente en 4 vasos. Puedes decorar con una fresa o una hoja de menta si lo deseas.

Tiempo de preparación: El tiempo de preparación para esta receta es de aproximadamente 5-10 minutos, dependiendo de la velocidad de tu licuadora y de si tienes los ingredientes ya medidos y listos para usar.

Porciones: 4

Tarta de pera y almendras

Ingredientes:

- 1 pera madura, pelada y en rodajas finas

- 1 taza de almendras molidas

- 1/2 taza de harina de avena

- 1/4 taza de aceite de coco derretido

- 1/4 taza de miel de abejas

- 2 huevos grandes

- 1 cucharadita de extracto de vainilla

- 1/2 cucharadita de canela molida

- 1/4 cucharadita de nuez moscada molida

- Una pizca de sal

Instrucciones:

1) Precalienta el horno a 180°C. Engrasa un molde para tartas de 20 cm de diámetro con aceite de coco y espolvorea con harina de avena.

2) En un tazón grande, mezcla las almendras molidas, la harina de avena, la canela molida, la nuez moscada molida y la pizca de sal.

3) En otro tazón, bate los huevos con el aceite de coco derretido, la miel de abejas y el extracto de vainilla hasta obtener una mezcla suave y homogénea.

4) Añade los ingredientes líquidos a los ingredientes secos y mezcla bien hasta que se forme una masa uniforme.

5) Vierte la masa en el molde preparado y extiéndela uniformemente en el fondo.

6) Coloca las rodajas de pera en la parte superior de la masa, presionándolas ligeramente hacia abajo.

7) Hornea la tarta durante 30-35 minutos o hasta que esté dorada y firme al tacto.

8) Deja enfriar la tarta antes de servir.

Tiempo de preparación: El tiempo de preparación para esta receta es de aproximadamente 15-20 minutos, y el tiempo de cocción es de 30-35 minutos. Por lo tanto, en total, esta receta debería tomar alrededor de 45-55 minutos para prepararse y cocinarse.

Porciones: 4

Brownie de remolacha y chocolate negro

Ingredientes:

- 1 remolacha grande, pelada y rallada finamente
- 1 taza de harina de almendra
- 1/2 taza de harina de avena
- 1/4 taza de cacao en polvo sin azúcar
- 1/4 taza de miel de abejas
- 1/4 taza de aceite de coco derretido
- 2 huevos grandes
- 1 cucharadita de extracto de vainilla
- 1/2 cucharadita de bicarbonato de sodio
- 1/4 cucharadita de sal

• 1/2 taza de chips de chocolate negro sin azúcar

Instrucciones:

1) Precalienta el horno a 180°C. Engrasa un molde para brownies de 20 cm de diámetro con aceite de coco y espolvorea con harina de avena.

2) En un tazón grande, mezcla la harina de almendra, la harina de avena, el cacao en polvo, el bicarbonato de sodio y la pizca de sal.

3) En otro tazón, bate los huevos con el aceite de coco derretido, la miel de abejas y el extracto de vainilla hasta obtener una mezcla suave y homogénea.

4) Añade los ingredientes líquidos a los ingredientes secos y mezcla bien hasta que se forme una masa uniforme.

5) Agrega la remolacha rallada a la masa y mezcla bien para incorporarla.

6) Agrega los chips de chocolate negro y mezcla de nuevo.

7) Vierte la masa en el molde preparado y extiéndela uniformemente en el fondo.

8) Hornea el brownie durante 25-30 minutos o hasta que esté dorado y firme al tacto.

9) Deja enfriar el brownie antes de cortarlo en porciones.

Tiempo de preparación: El tiempo de preparación para esta receta es de aproximadamente 20-25 minutos, y el tiempo de cocción es de 25-30 minutos. Por lo tanto, en total, esta receta debería tomar alrededor de 45-55 minutos para prepararse y cocinarse.

Porciones. 4

Ensalada de frutas con yogur y miel

Ingredientes:

• 2 tazas de frutas frescas picadas (pueden ser fresas, arándanos, kiwi, mango, piña, etc.)

• 1/2 taza de yogur natural bajo en grasa

• 2 cucharadas de miel de abejas

• 1 cucharadita de jugo de limón

• 1/4 taza de almendras fileteadas y tostadas

Instrucciones:

1) Lava y corta las frutas en trozos pequeños y colócalas en un tazón grande.

2) En un tazón aparte, mezcla el yogur, la miel y el jugo de limón hasta que estén bien combinados.

3) Vierte la mezcla de yogur sobre las frutas y mezcla suavemente hasta que todas las frutas estén cubiertas con el yogur.

4) Espolvorea las almendras tostadas sobre la ensalada de frutas.

5) Sirve la ensalada de frutas fría y disfruta.

Tiempo de preparación: El tiempo de preparación para esta receta es de aproximadamente 10-15 minutos, y no requiere cocción. Por lo tanto, en total, esta receta debería tomar alrededor de 10-15 minutos para prepararse y estar lista para servir.

Porciones: 4

Natillas de chía con frutas frescas

Ingredientes:

• 1/4 taza de semillas de chía

• 1 1/2 taza de leche de almendras sin azúcar

• 2 cucharadas de miel de abejas

• 1 cucharadita de extracto de vainilla

• Frutas frescas picadas (pueden ser fresas, kiwi, mango, etc.)

• 2 cucharadas de nueces picadas (opcional)

Instrucciones:

1) En un tazón, mezcla las semillas de chía, la leche de almendras, la miel de abejas y el extracto de vainilla hasta que estén bien combinados.

2) Cubre el tazón con papel film y refrigera la mezcla durante al menos 4 horas o toda la noche, hasta que la mezcla haya espesado y las semillas de chía se hayan hidratado.

3) Una vez que la mezcla haya espesado, remuévela bien para asegurarte de que no haya grumos.

4) Sirve las natillas en tazones o copas y agrega las frutas frescas picadas y las nueces picadas encima.

5) Sirve frío y disfruta.

Tiempo de preparación: El tiempo de preparación para esta receta es de aproximadamente 5-10 minutos, pero debes refrigerar la mezcla de chía durante al menos 4 horas antes de servirla. Por lo tanto, en total, esta receta debería tomar alrededor de 4-5 horas para prepararse y estar lista para servir.

Porciones: 4

Mousse de piña con yogur

Ingredientes:

- 1 taza de piña picada

- 1/2 taza de yogur griego bajo en grasa

- 2 cucharadas de miel de abejas

- 1 cucharadita de jugo de limón

- 1 cucharadita de gelatina sin sabor

- 1/4 taza de agua caliente

- 1/4 taza de crema batida (opcional)

Instrucciones:

1) En una licuadora, mezcla la piña, el yogur, la miel y el jugo de limón hasta que la mezcla esté suave.

2) En un tazón pequeño, mezcla la gelatina sin sabor con agua caliente hasta que la gelatina se disuelva completamente.

3) Agrega la gelatina disuelta a la mezcla de piña en la licuadora y mezcla bien.

4) Vierte la mezcla de mousse de piña en tazones o copas y refrigera durante al menos 1 hora o hasta que la mousse esté firme.

5) Si lo deseas, agrega una cucharada de crema batida encima de cada porción antes de servir.

Tiempo de preparación: El tiempo de preparación para esta receta es de aproximadamente 10-15 minutos, pero debes refrigerar la mousse durante al menos 1 hora antes de servirla. Por lo tanto, en total, esta receta debería tomar alrededor de 1 hora y 15 minutos para prepararse y estar lista para servir.

Porciones: 4

CONCLUSIÓN

Mejorando la alimentación y cambiando los malos hábitos de vida es posible prevenir y remediar la inflamación crónica del organismo. Las enfermedades siempre están latentes y cuando se producen los desequilibrios es cuando afloran, afectando la calidad de vida de las personas. Sin embargo, es sólo decisión suya tomar conciencia de los riesgos a los que se expone por una mala dieta, ya que tarde o temprano su salud puede ser afectada por la inflamación crónica.

Es importante que la lectura de este libro y los conocimientos adquiridos le sean de utilidad y adopte las medidas adecuadas hoy mismo, para prevenir posibles trastornos en su salud.

9 798867 414931